SUR UN FŒTUS HUMAIN

APPARTENANT A LA FAMILLE

DES ANENCÉPHALIENS

———•◆•———

Angoulême. — Imprimerie Charentaise de A. NADAUD et Cᵉ,
rempart Desaix, 26.

———•◆•———

SUR UN FŒTUS HUMAIN

APPARTENANT A LA FAMILLE

DES ANENCÉPHALIENS

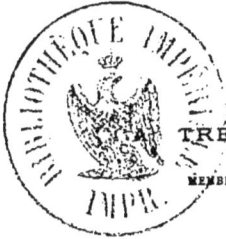

PAR

TRÉMEAU DE ROCHEBRUNE

MEMBRE DE PLUSIEURS SOCIÉTÉS SAVANTES, ETC.

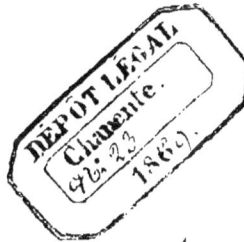

PARIS

F. SAVY, LIBRAIRE-ÉDITEUR

RUE HAUTEFEUILLE, 24

M DCCC LXIX

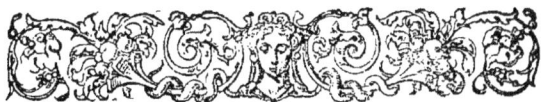

SUR UN FŒTUS HUMAIN

APPARTENANT A LA FAMILLE

DES ANENCÉPHALIENS

ALGRÉ le peu de rareté relative des monstres composant la famille proprement dite des anencéphaliens, telle qu'elle a été établie par Isidore Geoffroy-Saint-Hilaire (1), l'observateur doit néànmoins enregistrer fidèlement les cas que le hasard lui fournit, car, à l'aide d'une étude comparative et renouvelée le plus souvent possible des êtres appartenant à la série tératologique, il peut contribuer non-seulement au développement du système des affinités zoologiques, fait d'une grande importance, mais aussi, et c'est là un point capital, au perfectionnement de la physiologie générale.

Cette grande vérité, consacrée par d'éminents naturalistes, suffirait seule pour légitimer l'examen auquel nous avons soumis le fœtus humain

---

(1) I. Geoffroy-Saint-Hilaire : *Hist. générale et particulière des anomalies, etc.* 1836, t. II, p. 351.

objet de ce mémoire, lors même qu'il ne présenterait uniquement que les caractères propres à l'anencéphalie ; nous espérons cependant arriver à un résultat plus complet et démontrer que, tout en devant être classé dans cette famille, dont il se rapproche le plus par ses caractères généraux, certaines modifications de son organisme, rares chez les anencéphaliens, le placent en corrélation directe avec plusieurs autres familles ; qu'en un mot, il réunit un ensemble d'anomalies et de déformations presque toutes caractéristiques de divers genres, et que dès lors il devient apte à établir des liens de connexité entre les groupes dont il participe.

Avant d'entrer dans l'exposé même des faits, quelques éclaircissements relatifs aux renseignements qui nous ont été fournis sur la mère du fœtus, sur ce que nous avons pu savoir de sa vie intra-utérine et sur les phénomènes qui ont précédé son expulsion du sein maternel, nous paraissent indispensables.

La fille Marie X***, âgée de vingt-sept ans, fortement constituée, d'un tempérament sanguin, a eu précédemment deux filles : la première, déposée au bureau d'admission de l'hospice d'Angoulème ; la seconde, morte à l'âge de deux ans, des suites d'une angine laryngée.

Pendant ses deux premières grossesses, comme pendant celle dont l'anencéphalien devait être le produit, Marie se livre à un travail pénible, consistant la plupart du temps à porter de lourds fardeaux. Ces grossesses, toutes normales, n'ont jamais été suivies d'accidents consécutifs.

Au quatrième mois de la gestation, les mouvements du fœtus commencent à se manifester et continuent jusqu'au sixième, époque à laquelle ils cessent tout à coup, sans cause déterminable, sans trouble pouvant influer sur la santé de la fille Marie; seulement, à ce moment, le ventre acquiert insensiblement un volume considérable et ne tarde pas à égaler celui d'une femme arrivée au terme de sa grossesse.

Dans la journée du 30 décembre 1867, Marie est surprise inopinément par une crise violente, le col de l'utérus s'est ouvert et elle se trouve inondée par une grande quantité de liquide qui n'est autre que le fluide amniotique, mélangé de sérosités sanguinolentes (1). Immédiatement elle va prévenir la sage-femme qui lui donnait habituellement ses soins. Après quelques heures de calme, les douleurs expulsives se font sentir, et à six heures du soir l'accouchement s'effectue heureusement; la présentation se fait par les pieds.

Un point sur lequel il est utile d'insister, c'est l'état normal de la mère avant, pendant et après ses grossesses. Malgré le travail forcé auquel elle est adonnée pour subvenir à ses besoins, aucuns troubles pathologiques n'existent, aucune impression fâcheuse n'influe sur le produit de ses conceptions successives; les causes physiques ou morales pouvant occasionner des désordres graves sur les

---

(1) Ces sérosités paraissent provenir de la poche hydrorachique existant toujours chez les anencéphaliens. (I. G.-St-Hil., *loc. cit.*, p. 351 et suiv.)

êtres auxquels elle doit donner le jour sont nulles; les coups, chutes, secousses, impressions, résultat de préoccupations ou de terreurs, lui sont complétement étrangers.

Examiné quarante-huit heures après son expulsion de l'utérus, le fœtus, d'un poids de 442 grammes, mesurait une longueur de 0,25 centimètres.

Le corps, les membres thoraciques et pelviens sont dans un état d'embonpoint plus qu'ordinaire pour l'âge du fœtus; toutes ces parties, comparées à celles semblables d'un fœtus de huit mois, accusent un degré d'accroissement également semblable.

Les jambes et les pieds présentent un léger vice de conformation; les pieds particulièrement, d'une dimension anormale, sont pliés suivant un angle droit à l'articulation tibio-tarsienne; le pied gauche, fortement contourné sur lui-même, montre sa face plantaire tournée en avant : nous avons un acheminement au pied bot du premier genre, le *pes varus* des anciens auteurs (1).

La tête, au premier aspect, ne présente ni front ni vertex; elle est profondément enfoncée entre les épaules et affecte une forme légèrement trapézoïdale; la face est oblique, très largement développée, fortement ridée; le nez, large, épaté, aux narines à peine accusées, forme une saillie peu proéminente; les yeux, volumineux, saillants, à paupières gonflées, affleurent presque le sommet de la tête; la bouche, grande, ouverte, laisse sortir la langue tu-

---

(1) I. G.-St-Hil., *loc. cit.*, t. I, p. 399.

méfiée et d'un rouge noirâtre ; le menton se confond
avec la poitrine, dont il n'est séparé que par les
replis nombreux de la peau; les oreilles ont leur
conque contournée et sont à demi tombantes sur
les épaules, où elles s'appuient ; des cheveux noirs,
assez abondants, occupent le sommet de la tête
et sa partie postérieure ; quelques-uns se pro-
longent en arrière jusqu'au tiers environ de la
région dorsale ; la teinte générale du corps, et sur-
tout de la face, est d'un blanc livide.

Cette lividité de même que l'ouverture de la bouche caractérisent, suivant Isidore Geoffroy-Saint-
Hilaire (1), l'imperfection de la fonction respiratoire
chez les monstres pseudencéphaliens.

On ne peut lui attribuer la même valeur pour le
cas qui nous occupe. En effet, la fonction respiratoire ne commence à se manifester qu'à la naissance;
il faut pour qu'elle s'effectue que l'enfant soit dé-
barrassé de ses enveloppes et que l'air ambiant
puisse agir sur ses organes; c'est ce qui peut arriver pour les pseudencéphaliens, naissant ordinairement vivants, mais ce que l'on ne saurait admettre
pour les anencéphaliens, presque toujours morts-
nés (2).

A la partie médiane de l'abdomen et touchant à
l'extrémité du cartilage xyphoïde, existe une tumeur assez volumineuse, pédiculée, mesurant 0,050
millimètres de diamètre en tous sens, formée par
les téguments abdominaux distendus par le poids des

---

(1) I. G.-St-Hil., *loc cit.*, t. II, p. 334, note infrà paginale.
(2) I. G.-S-Hil., *loc. cit.*, t. II, p. 371.

viscères faisant hernie et que nous étudierons en faisant la description anatomique.

Un orifice de 0,010 millimètres de diamètre, apparent lorsque l'on soulève la tumeur, donne passage à l'intestin grêle tout entier, reposant sur le côté gauche de l'abdomen, ainsi qu'à un segment du gros intestin.

A la partie antérieure, les téguments enveloppant la tumeur n'ont qu'une épaisseur inappréciable et se convertissent en une membrane translucide, à travers laquelle se voient les organes contenus. A son sommet s'insère le cordon ombilical, long de 0,07 centimètres et tenant au placenta, ce dernier ne différant de l'état normal que par son volume et n'ayant qu'un diamètre de 0,08 centimètres, sur une épaisseur de 0,005 millimètres.

L'insertion du cordon à la portion la plus mince de la tumeur permettrait de considérer cette dernière comme formée en partie par la distension et une sorte d'hypertrophie de la gaîne du cordon (fait normal aux premiers âges embryonaires, comme nous le verrons plus loin, et caractérisant en outre la famille des célosomiens) (1), conjointement avec les téguments abdominaux, dont le rôle est manifestement démontré par le pédicule de la tumeur s'irradiant dans le tissu même de ces téguments (2).

Les organes génitaux, bien que parfaitement conformés dans toutes leurs parties, doivent être envisagés comme anormaux, à cause de leur degré

(1) I. G.-St-Hil., *loc. cit.*, t. I, p. 289.
(2) I. G.-St-Hil., *loc. cit.*, t. I, p. 372.

même de développement; en effet, les dimensions spécialement des grandes lèvres, des nymphes et du clitoris sont en rapport direct avec les mêmes organes d'un fœtus de huit mois; il faut aussi noter la largeur excessive de l'orifice du vagin.

Considéré suivant la face dorsale, on trouve la cavité crânienne largement ouverte dans sa partie supérieure et postérieure; une membrane épaisse, ridée, à bord supérieur libre, de forme triangulaire, recouvre tout l'espace postérieur de la tête, dont elle dépasse le sommet de quelques millimètres.

Une rainure profonde sépare cette membrane, à sa base concave, d'avec la région dorsale.

Le canal rachidien, ouvert jusqu'à son tiers environ, est converti en une gouttière peu profonde, bilobée; sa surface est faiblement concave. Au point de jonction de la rainure séparative de la membrane postérieure, précédemment étudiée, et de l'ouverture du canal rachidien, les téguments du dos font défaut dans un espace de forme identique à la gouttière rachidienne, mais plus large, moins profond, se prolongeant jusqu'à la septième vertèbre lombaire et terminé par une petite bifurcation à pointes obtuses.

Sur les bords de cette fissure, les téguments, comme déchiquetés, indiquent la présence d'une vaste poche hydrorachique, existant toujours avant la naissance chez les monstres anencéphaliens.

L'orifice anal est situé plus haut que dans l'état normal et occupe la place de l'avant-dernière vertèbre coccygienne.

L'aspect externe du fœtus ainsi établi, une dissection minutieuse nous permet de consigner les observations suivantes.

Notons en premier lieu la division médiane de la voûte palatine. Cette division, nullement apparente à l'extérieur, c'est-à-dire ne produisant pas de fissure labiale, établit une communication assez large entre la cavité buccale et les fosses nasales.

Nous avons vu que la boîte crânienne était ouverte dans sa partie supérieure et postérieure; nous constatons de plus une atrophie complète de la portion supérieure du crâne. Les os constitutifs de cette voûte manquent entièrement; deux points seulement marquent la place des frontaux; les occipitaux latéraux sont représentés par deux plaques osseuses, quadrangulaires, épaisses, séparées par un espace très grand, déjetées en arrière et suspendues dans les téguments. La portion basilaire, elle aussi déformée, est séparée en deux pièces écartées l'une de l'autre.

Dans la région cervicale, le canal vertébral est largement ouvert; ici se présente une anomalie des plus remarquables : les vertèbres cervicales, au nombre de cinq seulement, sont fortement soudées entre elles dans toute leur étendue ; elles composent un ensemble affectant la forme d'une pyramide tronquée, dont la base la plus large correspond à la dernière vertèbre.

Partagées par une fissure profonde, ces vertèbres ont un aspect éburné ; l'atlas présente un arc osseux étendu entre les deux extrémités latérales et à quelque distance du corps, de telle sorte que cet arc, faisant anneau, représente une portion du canal rachidien. Un arc semblable existe à la première dorsale.

L'anomalie des vertèbres règne jusqu'à la sixième dorsale ; toutes celles comprises entre ces limites, au lieu de montrer, comme dans l'état normal, leurs apophyses épineuses, offrent une surface plane qui n'est autre chose que le canal rachidien ouvert et étalé en table allongée.

De même que l'encéphale, la moelle épinière manque, à l'exception de deux faibles traces que l'on reconnaît sous les arcs osseux de l'atlas et de la première dorsale, où elle n'est appréciable que par deux petites portions d'enveloppes atrophiées ; elle existe au contraire à l'état normal, mais fortement injectée dans la région lombaire.

Ces modifications de l'axe cérébro-spinal sont, comme nous l'avons déjà signalé, dans un rapport intime avec l'état des téguments voisins. Ces téguments s'arrêtent, en effet, à quelque distance des lames vertébrales latérales, renversées et étalées horizontalement, et le canal produit par l'écartement des vertèbres n'est recouvert que par les méninges minces et transparentes.

Cette anomalie ne peut être considérée que comme le résultat d'un arrêt de développement, fondé sur la loi de symétrie, ou théorie du développement excentrique, établi par les belles recherches du docteur Serres.

Cet auteur a posé en principe que tous les os impairs et médians sont primitivement doubles. Les portions gauche et droite sont distinctes et sépa-

rées dès l'origine ; ce n'est que par suite du développement de l'embryon que ces points osseux
finissent par se confondre et donner à l'os la confi-
guration qu'il devra conserver.

Les points apparents d'ossification des vertèbres
ne commencent guère à se distinguer que du trente-
cinquième au quarantième jour ; ceux des os du
crâne, dans la seconde moitié du deuxième mois (1).

Si au début, ou dans les premiers temps de l'ossification, une cause perturbatrice quelconque vient
à se manifester, elle peut empêcher la réunion des
deux demi-organes, dont l'état imparfait subsistera
au lieu d'être simplement temporaire. Dès lors se
trouve expliquée, dans le cas qui nous occupe, la
fissure, le spina-bifida de l'axe cérébro-spinal (2).

Mais la cause agissante cachée a influé sur les
vertèbres et sur le crâne à des degrés divers : plus
fortement sur le crâne, dont une partie est atrophiée ; plus faiblement sur les vertèbres, dont l'état
éburné indique le degré déjà avancé d'ossification,
et cela à cause du point de départ d'ossification du
crâne et des vertèbres.

L'absence de l'axe central du système nerveux
n'entraîne en aucune façon celle des nerfs ; ils sont
d'un calibre égal à celui de l'état normal, régulière-
ment distribués jusqu'aux trous intervertébraux,
où ils se perdent dans les méninges.

On trouve ici une nouvelle application de la loi
du développement excentrique, car, d'après le doc-

---

(1) Sappey : *Traité d'anatomie*, t. I, p. 16.
(2) I. G.-St-Hil., *loc. cit.*, t. I, p. 595.

teur Serrés, les vaisseaux et les nerfs précèdent,
dans l'ordre de formation, le cœur et l'axe cérébro-
spinal. Il en résulte que c'est toujours l'extrémité
périphérique d'un nerf ou d'un vaisseau qui con-
serve les conditions régulières, tandis que la disposition la plus centrale seule est frappée d'anomalie (1); or, c'est la condition dans laquelle se trouvent
les nerfs rachidiens dont nous avons déterminé
l'existence et la distribution, malgré l'absence de
l'axe central.

Si du système céphalo-rachidien nous passons à
l'étude des organes thoraciques et pelviens, la tumeur abdominale dont nous avons précédemment
décrit la constitution externe doit tout d'abord
nous occuper.

Nous avons établi qu'elle était formée par les téguments abdominaux dans sa partie pédiculée, et
que sa surface supérieure, où se trouve l'insertion
du cordon ombilical, n'était que le dédoublement,
l'hypertrophie, de ce cordon.

Chez l'embryon humain, les intestins, jusque
vers le commencement du troisième mois, sont réu-
nis en masse et flottent au-devant de la cavité abdominale ; à ce moment, la gaîne du cordon ombilical, distendue, les enveloppe et tient lieu des
téguments de la paroi antérieure de l'abdomen
encore incomplets (2).

Ces conditions de la vie embryonaire constituent
l'éventration ou hernie ventrale, lorsqu'elles per-

---

(1) I. G.-St-Hil., *loc. cit*, t. I, p 373.
(2) I. G.-St-Hil., *loc. cit.*, t. I, p. 373 et suiv.

sistent au delà des limites que la nature et l'accroissement du fœtus leur imposent.

Dans l'exomphale, second mode d'anomalie appartenant au déplacement des viscères digestifs, ces viscères ont déjà pénétré dans la cavité abdominale formée dans ses parois antérieures et latérales, et n'offrant de solution de continuité qu'à l'ouverture ombilicale (1).

Ici, nous avons une transition de l'une à l'autre anomalie, et ce que nous avons qualifié d'hypertrophie du cordon n'est que le maintien d'un état normal, en tant qu'il est temporaire, mais devenu anormal par le fait de ce maintien.

Un arrêt de développement s'est manifesté à une époque où les téguments abdominaux avaient acquis un degré de perfection voisin de l'état normal, et où les viscères étaient en partie rentrés dans la cavité pelvienne ; une tension continue, exercée sur ces organes, par suite de la brièveté du cordon ombilical, s'est combinée avec l'arrêt de développement établi au centre même des téguments, et ces deux influences, de forces pour ainsi dire égales, et agissant en sens contraire, ont maintenu dans la gaîne ombilicale les viscères qui, à ce moment, y étaient encore contenus, et ont forcé ceux rentrés dans la cavité abdominale à faire hernie à l'extérieur ; en même temps, elles repoussaient l'intestin grêle qui, trouvant l'ouverture pratiquée en dessous de la tumeur, se faisait jour par cette voie et retombait à l'extérieur.

---

(1) I. G.-St-Hil., *loc. cit.*, t. I, p. 445.

Le foie, l'estomac, une partie de l'intestin, la rate et le pancréas, sont contenus dans la portion hypertrophiée du cordon, comme, dans certains cas d'aspalosomie (1), quelques-uns de ces organes paraissent à travers la paroi transparente.

Le foie, d'un volume moindre qu'à l'état normal, est d'une texture lardacée, induré par places, laissant couler un liquide épais, sanguinolent, sous une faible pression ; il est aussi fortement coloré, ainsi que les autres viscères faisant hernie, par les sucs biliaires abondamment extravasés.

L'estomac occupe une direction perpendiculaire ; sa grande courbure dirigée vers le sommet de la tumeur et reposant sur le petit lobe du foie. Dans le cadavre, en général, on trouve cette position perpendiculaire de l'estomac (2); mais ici, elle ne peut être considérée comme le fait de la cessation de vie, mais bien comme une conséquence de l'éventration.

Le gros intestin, dirigé le long de la paroi de l'estomac, et par conséquent comme lui perpendiculaire, s'infléchit brusquement à gauche, en dessous du grand lobe du foie qui le recouvre presque entièrement, tandis que le rectum remonte légèrement du côté de la crête iliaque droite, pour aboutir à l'ouverture que nous avons vue située au niveau de la deuxième vertèbre coccygienne.

Cette disposition est entièrement différente de celle que l'on observe à l'état normal, pendant la

---

(1) I. G.-St-Hil , *loc. cit.*, t II.
(2) Boyer : *Traité d'anatomie*, t. IV, p. 329.

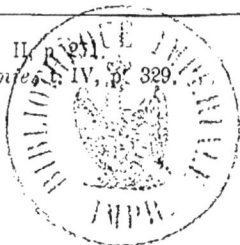

vie intra-utérine, où le cœcum se place d'abord vers
l'ombilic, pour se porter un peu plus tard à droite,
et où le rectum se dirige vers la partie supérieure
du bassin, au-devant du sacrum (1).

Une anomalie des plus caractéristiques réside
dans l'atrophie entière de l'utérus, coïncidant avec
le développement exagéré des organes génitaux
externes.

Dans la famille des célosomiens, particulièrement
chez le genre aspalosome (2), l'éventration, suivant
qu'elle est médiane ou latérale, influe puissam-
ment sur les organes génitaux, soit par rapport à
leur position, soit par rapport à leur degré de développement ; l'ouverture intestinale varie également, tantôt placée à la face antérieure du corps,
tantôt au-dessous du pubis, tantôt enfin dans l'aine
droite, sous l'orifice générateur (3).

Chez les cyllosomes, ces mêmes organes sont ou
mal conformés, ou incomplets, l'anus ramené plus
ou moins en avant (4).

Nous trouverions de nombreux exemples parmi
les autres genres de cette famille ; il nous suffit d'en
signaler quelques-uns, afin de démontrer la différence produite par l'éventration, dans le cas que
nous décrivons.

Le développement excessif des organes génitaux
est-il ici le fait de l'influence de l'éventration ?

(1) Sappey, *loc cit.*
(2) I. G.-St-Hil., *loc. cit.*, t. II, p. 269.
(3) I. G.-St-Hil., *loc. cit.*, t. II, p 271.
(4) I. G.-St-Hil., *loc. cit.*, t. II, p. 274.

Nous ne pensons pas qu'il en soit la conséquence directe. Si d'un côté on fait abstraction de la situation anormale de l'ouverture intestinale, situation qui en est évidemment la suite, d'après les caractères tirés des célosomiens; sachant, de l'autre, que dans le fœtus normal les organes génitaux et notamment les nymphes sont proportionnellement plus grands que quelque temps après la naissance (1); sachant aussi qu'en thèse générale, l'état de ces organes est d'autant plus imparfait que l'abdomen a ses parois normales moins complètes (2); il s'ensuit que dans l'espèce, ces parois étant pour ainsi dire normales, puisqu'elles ne se montrent sous l'aspect d'une membrane mince que dans un faible espace, l'accroissement des organes génitaux a marché concurremment avec celui des téguments abdominaux.

L'arrêt de développement n'a dès lors porté que sur l'organe interne, l'utérus, soumis, comme tous les autres viscères abdominaux, à l'influence de l'éventration, et la force d'accroissement, n'ayant plus de prise sur la partie atrophiée, s'est concentrée sur la partie normale; il y a eu inégalité de nutrition à l'avantage exclusif de l'organe externe, par suite de la non-constance des rapports entre les anomalies des parties contenantes et des parties contenues, par exemple des parois abdominales par rapport aux viscères (3). Ne pourrait-on pas aussi, en

(1) Boyer, *loc. cit.*, t. IV, p. 551.
(2) I. G.-St-Hil., *loc. cit.*, t. II, p. 287.
(3) I. G.-St-Hil., *loc. cit.*, t. III, p. 399.

donnant une large interprétation à la loi de l'union et de la fusion des appareils organiques, trouver à appliquer ici un des grands principes de l'affinité de soi pour soi (1)?

Une des conséquences de l'éventration, c'est d'influer sur les deux membres pelviens ou sur un seul, selon qu'elle est médiane ou latérale.

En outre, si elle est peu étendue, cette influence devient faible ou même nulle (2). Enfin, le nombre des viscères déplacés est en rapport avec l'état du tronc.

Dans le cas qui nous occupe, l'éventration est médiane, aussi voyons-nous les membres relativement bien conformés; ils sont faiblement contournés, et le pied gauche a une tendance au *pes varus*. De plus, la presque totalité des viscères abdominaux ayant fait hernie et l'abdomen ayant une capacité d'autant moindre, il s'ensuit que le tronc s'est raccourci.

Ce raccourcissement a produit un déplacement des organes thoraciques et particulièrement du cœur.

Très petit, il manque de péricarde; il est placé tout à fait en dessous des poumons, et sa base est à demi engagée dans une ouverture pratiquée à travers le diaphragme, à la partie gauche de ce muscle.

Cette ouverture diaphragmatique par laquelle s'engage la base du cœur nous paraît être la consé-

---

(1) I G.-St-Hil , *loc cit.*, t. I, p. 24 et 537, et t. III, p. 463.
(2) I. G.-St-Hil., *loc. cit.*, t. II, p. 283.

quence de la tension opérée par les viscères abdominaux faisant hernie. Le foie, retenu au diaphragme par plusieurs ligaments et spécialement par le coronaire, au moment où il franchissait la solution de continuité des téguments, forçait par son poids le diaphragme à s'infléchir vers la cavité pelvienne.

Par suite de cette inflexion, une rupture s'opérait sur le bord gauche du centre aponévrotique et permettait au cœur, sollicité comme les autres organes par la force agissante, de faire hernie par l'ouverture placée au-dessous de sa base.

Les descriptions que nous venons de donner suffiront, sans doute, à faire comprendre le but que nous nous sommes proposé dans ce travail, en raison de l'intérêt offert par notre anencéphalien; aussi, sans entrer dans une discussion plus étendue des différentes anomalies ou vices de conformation qu'il réunit, nous allons nous borner à les énumérer rapidement, suivant leur degré de gravité ou d'importance, tout en signalant, comme terme de comparaison, les genres de monstruosités qu'elles caractérisent ou qu'elles accompagnent secondairement.

Parmi les anomalies rares ou peu communes chez les anencéphaliens, nous citerons en premier lieu : les arcs osseux des vertèbres (1) ; la séparation du basilaire en deux pièces, dont trois cas seulement sont mentionnés par I. Geoffroy-Saint-Hilaire (2) ; la fissure de la voûte palatine (3) ; la soudure et le nombre restreint des vertèbres (4) ; la perforation du diaphragme (5) ; l'éventration (6).

(1, 2, 3, 4, 5, 6) I. G.-St-Hil., *loc. cit.*, t II, p. 366, 367, 368, 307, 310, 264.

Certaines sont communes à différents genres;
telles sont : la fissure de la voute palatine, que l'on
observe dans les hypérencéphales (1); la soudure
des vertèbres et l'ouverture diaphragmatique des
iniencéphales (2); l'éventration des célosomiens et
des cyclocéphaliens (3).

Au nombre de celles propres à certains groupes
et dont quelques-unes spécifient des familles, nous
trouvons : le *pes varus*, chez les cyclocéphaliens (4);
la torsion des membres abdominaux et l'exomphale,
chez les notencéphales et les aspalosomes (5); l'a-
trophie de la portion supérieure du crâne, chez
les nosencéphales et les hyperencéphales (6); les
os éburnés chez les nosencéphales (7); la brièveté
du tronc, l'intestin grêle pendant hors de l'abdomen,
le manque d'organes génitaux, chez les aspalosomes (8); la brièveté du cordon ombilical, chez les
pleurosomes (9); l'état imparfait du péricarde,
chez les célosomes (10); la lividité de la face, chez
les pseudencéphaliens (11); enfin la portion antérieure de l'abdomen formé de membranes transparentes, chez les schistosomes (12).

Cette agglomération sur un même sujet est trop
considérable pour qu'il soit possible de donner une
caractéristique propre à traduire toutes ces anomalies.

Il nous faut donc, pour arriver à ce résultat,
chercher parmi les plus graves. Les profondes modifications de l'axe cérébro-spinal, étudiées conjointement avec les déformations qui en sont la consé-

(1, 2, 3, 4, 5, 6, 7, 8, 9, 10, 11, 12) I. G.-St-Hil., *loc. cit.*, t. II,
p. 409, 297, 274, 305, 296, 323, 270, 281, 283, 334, 276.

quence, sont alors celles sur lesquelles nous devons nous appuyer; or, ces modifications caractérisent la famille des anencéphaliens, où nous devons chercher la place que notre monstre doit occuper.

Isid. Geoffroy-Saint-Hilaire, dans son important traité de tératologie (1), divise la famille des anencéphaliens en deux genres :

1° Le genre dérencéphale;

2° Le genre anencéphale.

Chez le dérencéphale, la cavité crânienne de même que la région cervicale sont largement ouvertes, tandis que la colonne vertébrale et la moelle épinière sont normales dans leur portion inférieure.

Chez l'anencéphale, au contraire, toute l'étendue de l'axe cérébro-spinal, y compris le rachis, est affectée de fissure.

Les caractères différentiels de ces deux genres reposent donc sur les limites qu'atteignent les déformations du système céphalo-rachidien, borné dans l'un au crâne et aux vertèbres cervicales, dans l'autre occupant l'axe cérébro-spinal tout entier (2).

Indépendamment de ces caractères tranchés, quelques modifications existent assez ordinairement. Ainsi, le nombre des vertèbres affectées de fissure n'est pas le même; la fissure des dérencéphales s'arrête précisément à la dernière cervicale ; mais il peut arriver que les premières soient seules affectées, comme aussi le commencement de la région dorsale.

---

(1) I. G.-St-Hil., *loc. cit.*, t. II, p. 352.
(2) I. G.-St-Hil., *loc. cit.*, t. II, p. 356.

Pour l'anencéphale, la limite inférieure de la fissure varie depuis le commencement de la région lombaire jusqu'au sacrum et même jusqu'à l'extrémité de cet os (1).

Notre fœtus participe de ces deux genres ; en effet, une fissure embrasse toute l'étendue des vertèbres cervicales et se prolonge jusqu'à la sixième dorsale, où elle s'arrête. Ce premier point marque la corrélation avec les anencéphales, où les vertèbres cervicales et dorsales sont affectées de spina-bifida.

D'une autre part, la moelle épinière est normale dans toute la région lombaire, ce qui le lie aux dérencéphales, où cette moelle ainsi que la colonne vertébrale sont privées de toute anomalie à la partie inférieure.

Ces caractères communs nous engagent à former un genre intermédiaire, marquant la transition de l'un à l'autre et qui devra être placé entre eux, si l'on veut suivre les règles de la classification naturelle. Nous le désignons sous le nom de PSEUDO-DÉRENCÉPHALE.

Outre le passage des dérencéphales aux anencéphales, par l'ensemble de ses anomalies que nous qualifierons de secondaires, il démontre les liens qui unissent les monstres unitaires, par le passage insensible de chaque déformation d'un type à un autre ; déformations plus rares ou plus nombreuses sur un sujet donné, en raison des influences exercées par la faiblesse ou la force existant dans l'arrêt même de développement.

---

(1) I. G.-St-Hil., *loc. cit.*, t. II, p. 366.

Il est difficile, pour ne pas dire impossible, de traduire la cause ou les causes ayant provoqué la pseudo dérencéphalie.

Les anencéphaliens naissent le plus souvent dans le cours du huitième mois, dit I. Geoffroy-Saint-Hilaire (1), et les grossesses, ajoute-t-il, sont presque toujours troublées par de vives impressions morales.

Depuis longtemps, l'opinion des anomalies originelles est abandonnée, et leur origine est le plus généralement considérée comme le résultat de perturbations survenues après la conception.

Toujours d'après I. Geoffroy-Saint-Hilaire (2), il naît moins de monstres dans les classes aisées de la société que dans les classes pauvres, où les femmes sont obligées de se livrer à des travaux pénibles et ont souvent à souffrir des mauvais traitements; de même aussi les grossesses monstrueuses sont plus fréquentes parmi les femmes non mariées, chez lesquelles les affections morales qui d'ordinaire accompagnent les grossesses illégitimes troublent les produits de ces grossesses.

Nous nous trouvons ici dans la plupart des conditions énumérées, et cependant ces conditions ne concordent pas avec les faits.

Au commencement de ce mémoire, nous avons donné les renseignements exacts puisés auprès de la fille Marie X***. Elle appartient à une classe pauvre, elle se livre à un travail forcé, ses grossesses sont toutes illégitimes, et cependant ni secousses

---

(1) I. G.-St-Hil., *loc. cit.*, t. II, p. 369.
(2) I. G.-St-Hil., *loc. cit.*, t. III, p. 499.

physiques, ni secousses morales ne se présentent à l'examen.

Le travail forcé est le seul argument que l'on puisse invoquer. Sans aucune influence sur deux grossesses suivies d'accouchements normaux et de la naissance de filles bien conformées et parfaitement viables, aurait-il influé sur la troisième ?

Nous ne le pensons pas, parce que les conditions d'existence ont été pour les trois identiques. La mère, habituée aux travaux dépendant de son état social, était moins susceptible qu'une autre forcée de s'y adonner brusquement.

L'état moral, suite de son état de grossesse, ne peut non plus être invoqué, car il a été nul, ainsi que les faits l'établissent.

Né au sixième mois, très probablement mort dans l'utérus depuis déjà deux mois, puisque les mouvements ont cessé à cette époque, comme nous l'avons précisé, sans que cette cessation de vie ait occasionné un état pathologique chez la mère, notre pseudo-dérencéphale rentre dans l'exception de la loi qui semble présider à la formation comme à la vie intra-utérine des anencéphaliens.

Vouloir trouver des causes là où elles échappent aux investigations, parce que dans la majorité des cas observés ces causes ont été facilement déterminables, serait un acte de fausse logique.

Il est de ces phénomènes qui doivent rester ignorés parce que l'intelligence humaine ne peut suffire à les résoudre.

Bornons-nous donc à les décrire en tant qu'ils sont tangibles à nos recherches matérielles, laissant à de plus savants, à de plus audacieux peut-être, la tâche parfois dangereuse de formuler d'hypothétiques problèmes.

NOTE ADDITIONNELLE

———►✦◄———

Au moment où nous livrons à l'impression ce mémoire, dont la publication a été jusqu'ici retardée par des motifs indépendants de notre volonté, une nouvelle observation vient confirmer pleinement nos conclusions finales.

C'est encore la fille Marie X*** qui nous la fournit, et par ce fait elle est à nos yeux d'une haute importance.

Le sujet, toujours soumis comme précédemment aux conditions inhérentes à sa position sociale, n'a vu rien changer dans ses travaux, son genre de vie, ses habitudes; il reste donc soumis aux conditions que nous avons constatées dans toutes ses grossesses.

Marie devient une nouvelle fois enceinte vers les premiers jours de janvier 1859, et le 25 juillet suivant, c'est-à-dire après sept mois, elle accouche, comme l'année précédente, d'un anencéphalien.

Aucun trouble, soit physique, soit moral, n'influe sur l'état de la mère durant cette période; malgré cela, les symptômes précurseurs de l'accouchement anormal ne tardent pas à se manifester avec leur intensité caractéristique.

Le ventre acquiert insensiblement un volume considérable, et au moment de l'expulsion, la rupture de la poche hydrorachique fournit un liquide dont l'évaluation n'est pas inférieure à 25 ou 30 litres. La présentation du fœtus mort-né se fait par les pieds.

Cette concordance de faits identiques dans les deux cas n'a pas besoin de commentaires après les premiers éclaircissements que nous avons donnés plus haut.

Une seule différence de peu d'importance existe chez les deux fœtus. Elle consiste en ce que le premier réunit une somme multiple d'anomalies, tandis que le second est le type le plus défini et le mieux tranché de l'anencéphale proprement dit.

Quoi qu'il en soit, les causes perturbatrices *latentes*, et nous insistons sur ce mot, 'ont dû agir d'une manière égale sur la fille Marie et être, dans l'une et l'autre observation, nécessairement les mêmes.

Quelles sont-elles ?

Là est l'énigme, et cette fois encore nous ne chercherons pas à la résoudre.

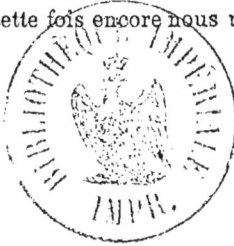

FIN.

EXPLICATION DES FIGURES

Fig. 1. — Pseudo-dérencéphale vu de face, 1/3 grandeur naturelle.
    a. Tumeur pédiculée, résultat de l'éventration.

Fig. 2. — Le même vu par sa face dorsale.
    a. Membrane triangulaire, sommet de la poche hydro-rachique.
    b. Canal rachidien.
    c. Fissure spinale.
    d. Base bilobée de la fissure.
    e, e. Bords de la fissure déchiquetés, trace de la poche hydrorachique.

Fig. 3. — Le même vu de profil.
    a. Orifice donnant passage à l'intestin grêle.
    b. Intestin grêle.
    c. Cordon ombilical.
    d. Tumeur pédiculée.

Fig. 4. — Tumeur ouverte, montrant la position des viscères.
    a. Téguments de la tumeur.
    b. Orifice communiquant à l'extérieur.
    c. Estomac.
    d. Foie.
    e. Intestin grêle.
    f. Cordon ombilical.

Fig. 5. — Squelette de la partie céphalo-rachidienne, gr. nat.
    a, a. Occipitaux latéraux.
    b, b. Vertèbres cervicales.
    c, c. Vertèbres dorsales.
    d, e. Canal rachidien.
    f. Arc osseux de l'atlas.
    g. Arc osseux de la première dorsale.

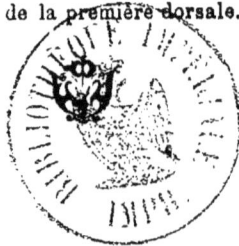

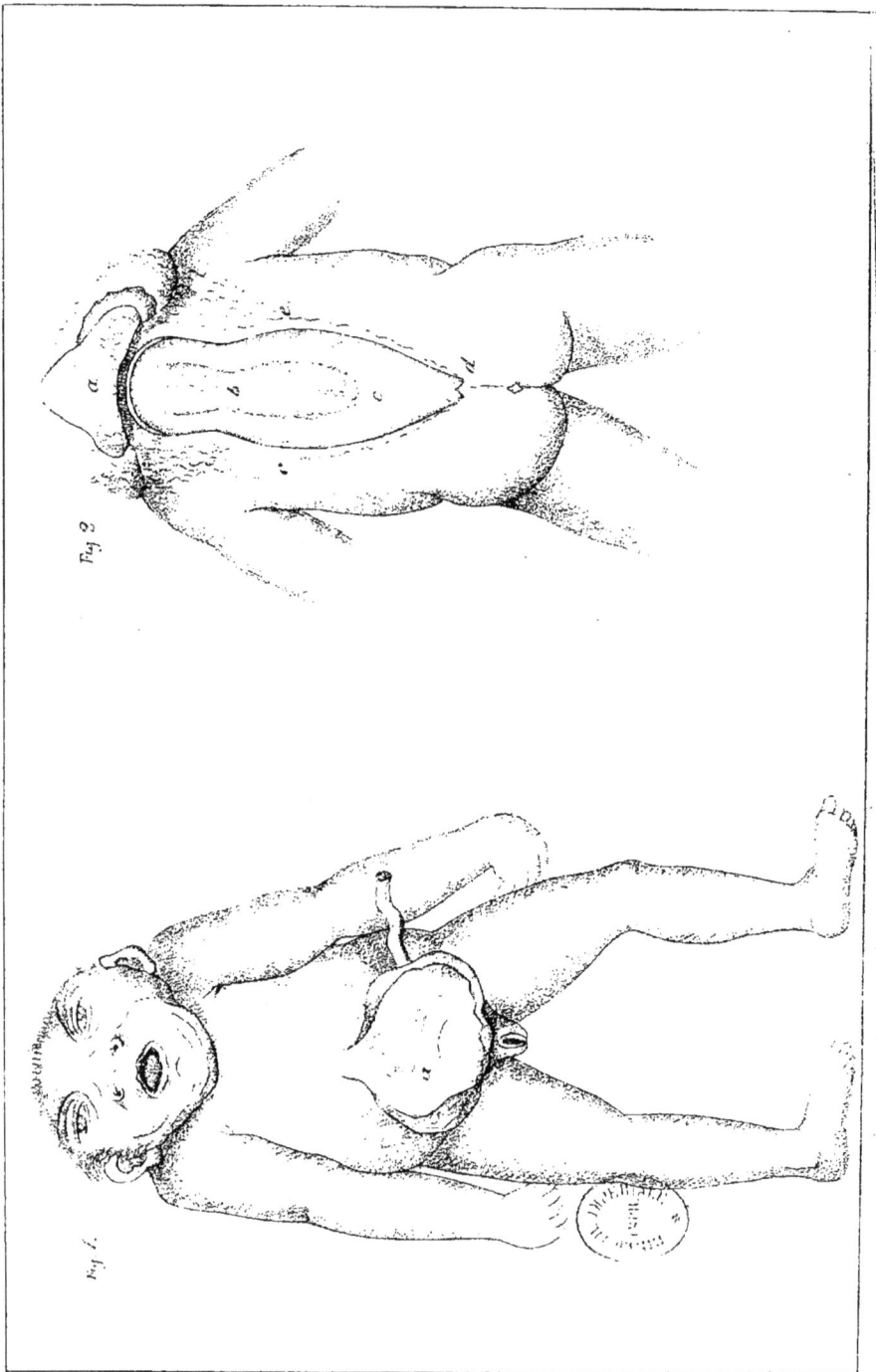

Fœtus humain appartenant à la

(l⁰ Geoff.

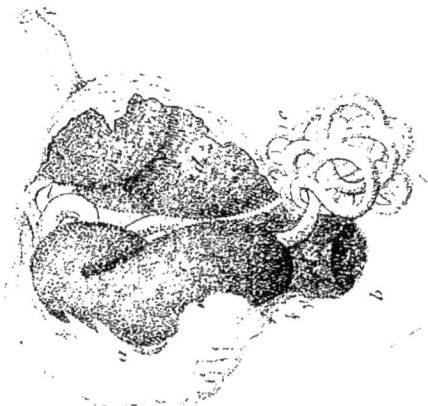

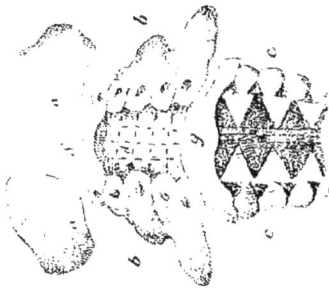

Fig. 4.

Fig. 5.

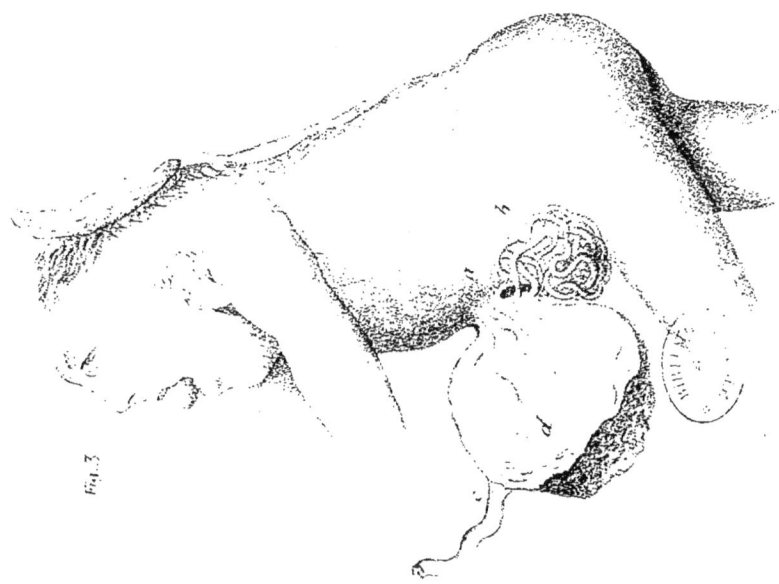

Fig. 3.

Famille des Anencéphaliens,

St Hilaire.